DE

L'ÉRYSIPÈLE CATAMÉNIAL

PAR

Louis TOURNEUX

DOCTEUR EN MÉDECINE DE LA FACULTÉ DE PARIS

Ancien interne des Prisons de la Seine

PARIS

IMPRIMERIE DES ÉCOLES

HENRI JOUVE

23, rue Racine, 23

1886

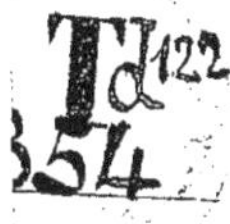

DE

L'ÉRYSIPÈLE CATAMÉNIAL

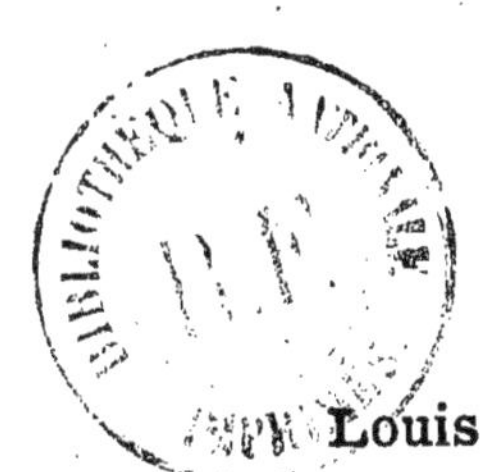

PAR

Louis TOURNEUX

DOCTEUR EN MÉDECINE DE LA FACULTÉ DE PARIS

Ancien interne des Prisons de la Seine

PARIS

IMPRIMERIE DES ÉCOLES

HENRI JOUVE

23, rue Racine, 23

1886

A LA MÉMOIRE DE MA GRAND-MÈRE

A MES PARENTS

A MES AMIS

A MON PRÉSIDENT DE THÈSE

M. LE Dr CORNIL

Professeur à la faculté de Médecine
Médecin de l'hôpital de la Pitié
Membre de l'Académie de Médecine
Président de la Société anatomique
Chevalier de la légion d'honneur

A M. LE D[r] LE PILEUR

Médecin de Saint-Lazare

A M. LE Dr A. JOSIAS

Ancien chef de clinique de la faculté
Médecin de la Santé

A M. LE Dr HALLOPEAU

Professeur agrégé à la faculté de Médecine
Médecin de l'hôpital Saint-Louis

A M. LE D[r] DE BEURMANN

Médecin des hôpitaux

A M. LE Dr BARON LARREY

Membre de l'Institut
Grand'croix de la légion d'honneur

A MES MAITRES DANS LES HOPITAUX

DE

L'ÉRYSIPÈLE CATAMÉNIAL

INTRODUCTION

Il est assez fréquent de voir des érysipèles survenir chez certaines femmes au moment de leurs règles ; on observe même des érysipèles revenant d'une façon périodique à chaque époque menstruelle ; aussi a-t-on donné à cette affection le nom d'érysipèle cataménial.

Les règles peuvent-elles donc engendrer un érysipèle ? Quelle est la nature de cet exanthème? Telles sont les questions que nous avons résolu d'étudier et c'est le résultat de nos recherches que nous venons exposer, heureux si nous pouvons jeter quelque lumière sur ce point encore obscur de pathologie.

Bien que nous n'ayons en vue, dans ce travail, que l'étude de l'érysipèle cataménial, quelques considérations générales sur l'étiologie de l'èrysipèle nous paraissent indispensables comme entrée en matière.

Un premier chapitre sera donc consacré à établir la nature intime de l'érysipèle en général, à démontrer que c'est une maladie infectieuse, parasitaire.

Entrant alors dans notre sujet, nous relaterons les recherches historiques auxquelles nous nous sommes livré, et nous dirons ce que l'on doit entendre par le mot d'érysipèle cataménial.

Dans le troisième chapitre qui sera de beaucoup le plus important de notre travail, nous traiterons de l'étiologie et du diagnostic différentiel de l'affection qui nous occupe. Quelques observations termineront ce chapitre.

Enfin après avoir brièvement parlé de la marche de l'érysipèle cataménial et du pronostic que comporte cette affection, nous exposerons dans un dernier chapitre les données thérapeutiques qui se dégagent de la manière nouvelle d'envisager l'exanthème.

Un index bibliographique, indiquant les principales sources auxquelles nous avons puisé, terminera notre thèse.

Qu'il nous soit permis, avant d'aborder notre sujet, de témoigner ici toute notre reconnaissance à M. le Professeur Cornil pour l'honneur qu'il a bien voulu nous faire en acceptant la présidence de cette thèse.

AVANT-PROPOS

L'érysipèle est une affection connue depuis la plus haute antiquité. Aussi loin qu'on puisse pousser les recherches historiques on trouve cette affection, connue, observée, étudiée ; ce qui a fait dire à M. Desprès (1) : « Pour ce qui a trait à l'érysipèle, Hippocrate a vu ce que nous voyons aujourd'hui. » Malgré cela, ou plutôt à cause de cela, il est peu de questions qui aient soulevé et soulèvent encore de nos jours plus de discussions scientifiques.

L'érysipèle est une maladie, dont les lésions anatomiques ont le plus donné lieu à la controverse, au sujet de laquelle les auteurs ont émis les opinions les plus diverses et même les plus contradictoires.

Il y a, en effet, dans l'étude de la médecine, une chose qui frappe tout d'abord, c'est le perpétuel renouveau des théories, c'est la fréquence avec laquelle les opinions les mieux fondées en apparence et les plus généralement acceptées se trouvent périodiquement remises en question jusqu'au jour où elles se trouvent assises sur des bases d'une valeur scientifique absolue. C'est ce qui semble avoir lieu aujourd'hui pour l'érysipèle.

Mais avant d'en arriver là, que de travaux, que de discussions cette question n'a-t-elle pas engendrés !

Nous n'avons pas à reproduire ici, après tant d'autres, la

1. *Traité de l'érysipèle.* Desprès, 1862.

nomenclature plus ou moins complète et aride des travaux qui ont été publiés sur ce sujet, on en trouvera d'ailleurs un exposé complet dans la thèse inaugurale du Dr Dupeyrat (1), qui divise l'étude de l'érysipèle en quatre grandes périodes :

1° La période hippocratique qui règne jusqu'à Galien ;

2° La période humorale, de Galien au XVIIIe siècle ;

3° Pendant le XVIIIe siècle, la période inflammatoire ;

4° Enfin la période parasitaire qui règne de nos jours.

Pour l'anatomie pathologique, nous dirons, en quelques mots, qu'après avoir voulu localiser cette affection dans tel ou tel élément anatomique, en faire une phlébite (Copland, Ribes (2), Cruveilhier) ; une lymphangite (Blandin) (3) ; une inflammation de tout le derme, une fièvre éruptive (Bosieri), les derniers travaux sur cette question nous permettent de considérer l'érysipèle comme une dermite œdémateuse, avec symptômes généraux et locaux, et même de ranger cette affection dans les inflammations bactériennes, consécutives aux plaies (Cornil).

Mais c'est ici encore que les opinions ont été le plus longtemps et sont encore d'ailleurs divergentes.

Est-il nécessaire ou non qu'il y ait plaie pour qu'il y ait érysipèle ? Il y eut toujours des partisans des deux doctrines ; et je serais tenté de leur donner le nom de dua-

1. Dupeyrat, *Recherches cliniques expérimentales sur la pathogénie de l'érysipèle.* Thèse de Paris, 1881.

2. Copland, Ribes, *Mémoires de la Société médicale d'émulation*, 8me année, 1816, p. 626.

3. Blandin, *Journal des connaissances médico-chirurgicales*, t. V, p. 8.

listes et unicistes ; les premiers soutenant, en effet, qu'il y a des érysipèles traumatiques prenant naissance par une brèche faite à l'économie, et de plus des érysipèles se développant spontanément sans cause extérieure ; les seconds voyant dans l'érysipèle une maladie unique, toujours semblable à elle-même, et dont une plaie serait toujours le point de départ.

Hâtons-nous de dire que la première opinion, qui est la plus ancienne et qui était également la plus répandue, tend de plus en plus à disparaître, à mesure que l'on connaît mieux la nature intime de l'affection érysipélateuse, et la dénomination de spontanée est de moins en moins répandue, cela peu à peu depuis que l'on considère l'érysipèle comme une maladie infectieuse, bactérienne ; l'idée de contagion, en effet, est intimement unie à celle de microbe et exclut la spontanéité.

Quoi qu'il en soit, on a beaucoup discuté pour savoir s'il existe vraiment un érysipèle médical spontané, survenant en dehors de toute plaie ; et ici encore les discussions ont été fort vives et nous aurions bien des noms à citer.

Pour ne parler que de ces dernières années, Frank, Blache, Monneret, Chomel, Rayer, n'admettent pas la contagion de l'érysipèle, fait, au contraire, admis sans conteste par Trousseau, Raynaud, Gosselin.

Ainsi Chomel et Blache (1) disent que l'érysipèle n'est jamais le résultat d'une cause externe, ou du moins si quel-

1. *Dictionnaire en trente volumes*, Paris, 1835, t. XII.

quefois une cause externe concourt à sa production, elle n'a qu'une part secondaire dans son développement.

Gosselin, au contraire, dans son remarquable article du nouveau *Dictionnaire de Médecine et de Chirurgie*, avoue qu'il est difficile de tracer une ligne de démarcation entre l'érysipèle traumatique et l'érysipèle médical.

Maurice Raynaud, dans le même ouvrage, ajoute que « s'il était au pouvoir de la science de déterminer la nature de cet agent inconnu (agent extérieur à l'individu et prenant possession de lui-même) que l'observation clinique nous porte à admettre, cette seule donnée contiendrait, à vrai dire, toute l'étiologie de l'érysipèle. »

Déjà auparavant, en 1831, Velpeau (1) considérait l'érysipèle comme un exanthème spécifique, et admettait d'une manière générale que « l'érysipèle est le résultat d'une espèce d'empoisonnement par suite de l'introduction, dans l'économie, d'un agent méphitique inconnu. »

En 1843, Piorry (2) désigne cette affection sous le nom de septico-dermatite traumatique, lui refusant le caractère de spontanéité ou de génération spontanée.

En 1845, Trousseau, discutant la question, n'admet de différence entre l'érysipèle médical et l'érysipèle traumatique qu'au point de vue de la malignité différente de ces deux affections, et s'exprime ainsi : « Remontant peu à « peu au point de départ, nous suivions la marche qu'a- « vait suivie l'affection de la peau ; et une fois de plus « nous avions la preuve que cet érysipèle qui, pour beau-

1. Velpeau. *Cliniques*, t. XIII, p. 385.
2. Piorry. *Traité de médecine pratique.*

« coup de médecins, aurait été réputé médical, avait la « plus grande analogie, quant à son point de départ, avec « l'érysipèle chirurgical ou traumatique. Toutefois, là se « borne l'analogie, car ce qu'on entend par traumatisme « quand il s'agit de l'affection dont nous parlons, donne « à l'érysipèle une gravité toute particulière......... à ce « point de vue, il est nécessaire d'établir une distinction « entre l'érysipèle chirurgical, si souvent mortel, et l'érysi- « pèle dit médical, qui l'est si rarement. »

En 1861, le Dr Fenestre admet que « la cause épi- « démique de l'érysipèle est une cause infecto-conta- « gieuse. »

En somme, c'est là une discussion sur l'étiologie même de l'érysipèle et nous ne croyons pas que les récents travaux puissent laisser les opinions plus longtemps divergentes.

Depuis une quinzaine d'années, en effet, on a étudié d'une façon précise l'anatomie pathologique de l'affection qui nous occupe ; et déjà, comme nous venons de le voir, on admettait l'existence d'un agent infectieux (encore inconnu, il est vrai) pénétrant dans l'économie, lorsque Nepveu (1) montra qu'il y avait des bactéries dans la sérosité de l'érysipèle et même dans le sang.

Hueter (2), en 1868, avait parlé des monades que l'on trouve dans cette affection.

Wilde, en 1872, a toujours vu dans la plaie servant de

1. Nepveu. *Comptes-rendus de la Société de Biologie*, t. XXII, p.164, 1870.

2. Hueter, *Medical Centralblatt*. 1868, n° 35.

point de départ à cette affection, un micrococcus qu'il retrouvait en abondance dans la plaque érysipélateuse.

Pitoy, en 1873, consacre sa thèse inaugurale à ce sujet.

Viennent ensuite les travaux de Orth (1), de Bonn, ceux de Cohn, ceux de Recklinghausen et Lukomsky (2), puis, en 1876, ceux de M. le professeur Bouchard.

Fehleisen (3) a démontré que l'érysipèle est causé par des bactéries ; il les a cultivées à l'état de pureté et inoculées souvent à l'homme ; il a toujours reproduit ainsi l'érysipèle avec ses caractères et sa marche typiques.

Enfin, dans son savant traité des bactéries, M. le professeur Cornil (4) donne une description magistrale du microbe de l'érysipèle. Sans vouloir entrer ici dans des détails inutiles à notre sujet, disons que le microbe de l'érysipèle, *Bacterium punctum* d'Erhenberg, est un champignon de la classe des Schizomycètes, genre des bactériacées de la tribu des microsphères.

Il se présente sous l'aspect de petites cellules rondes, régulières, toujours immobiles et réunies deux à deux ou en chapelets qui présentent alors une forme sinueuse ; leur diamètre est d'environ trois dix-millièmes de millimètre. Ces bactéries forment des groupes qui sont situés dans les espaces interfasciculaires de la peau, dans les vaisseaux lymphatiques et dans le tissu adipeux, occupant

1. *Orth, Archiv. f. exper. Pathol. und Pharmak.* T. 1er. P. 81, 1873. Leipzick.

2. *Virchows, Archiv.* 1874. T. LX, p. 418.

3. Fehleisen. *Aetiologie des Erysipels*, Berlin, 1880.

4. Cornil et Babès. *Des bactéries*, Paris, 1885.

dans ce cas la cellule adipeuse elle-même ; enfin le siège d'élection pour le microbe de l'érysipèle est la périphérie des poils. Pour plus de détails nous renvoyons à la thèse toute récente de M. Petitjean (1).

Malgré ces données nouvelles et scientifiques, l'accord n'est pas encore fait ; on avance que le microbe de l'érysipèle est difficile à isoler, que les recherches sur ce sujet sont encore peu nombreuses ; bref on a mis en doute son existence et on a pu entendre dernièrement dans une de nos Sociétés savantes (2), un éminent chirurgien des hôpitaux nier la contagiosité de l'érysipèle, c'est-à-dire sa nature microbienne.

Quoi qu'il en soit, nous croyons, avec la plupart des praticiens, que la nature infectieuse de l'érysipèle est suffisamment démontrée, non-seulement par la clinique, mais encore par les recherches microscopiques. Ne venons-nous pas de voir, en effet, que dans le cas d'érysipèle on retrouve toujours un microbe qui, inoculé, reproduit l'érysipèle. « Et, dit M. le professeur Cornil, il faut retenir ce fait « que l'injection sous-cutanée des cultures pures du strep- « tococcus de l'érysipèle donne à l'homme un érysipèle « bien caractérisé. »

Nous nous croyons donc autorisé à poser ici cette première conclusion : l'érysipèle est dû à un microbe venu du dehors et pénétrant dans l'économie.

Mais que devient dès lors la dénomination de spontané que l'on donne parfois à l'érysipèle médical ?

1. Petitjean, *Contribution à l'étude de l'érysipèle*. Thèse de Paris, 1885.

2. Société de chirurgie, séance du 21 octobre 1885.

Peut-on admettre cette spontanéité? Du moment que l'on admet un agent érysipélateux répandu dans l'atmosphère, n'est il pas rationnel de songer à l'absorption de cet agent par une voie quelconque? Pour nous, nous avouons nous ranger entièrement à cette manière de voir et nous citerons ici, à l'appui de notre dire, ces paroles de M. le professeur Trélat : « Aujourd'hui tous les érysipèles de « cause interne sont mieux appréciés et peuvent être rattachés à une cause certaine, à une lésion des téguments « ou des muqueuses. »

Déjà M. Desprès et avant lui Frank, Piorry étaient opposés à l'idée de spontanéité.

Tout récemment, M. le professeur Verneuil déclare que « cette affection n'est jamais spontanée et a toujours été « précédée d'un accident extérieur ou d'un traumatisme. »

Déjà dans sa thèse inaugurale, M. Rith (1) s'exprimait ainsi : « Loin de vouloir admettre un érysipèle traumatique, de nature infectieuse, et un érysipèle médical, de « nature franchement inflammatoire, nous croyons à l'unité « pathologique de cette affection. »

« Du reste, dit encore M. Dupeyrat (2), les érysipèles médical et chirurgical sont identiques; l'un peut faire naître l'autre et réciproquement. Dans l'un et dans l'autre érysipèles, on trouve des bactéries semblables spécifiques ; de plus, qu'elles proviennent d'érysipèle chirurgical ou médical, inoculées à des animaux, elles produisent des maladies identiques. »

1. Rith. *Essais sur la nature et la contagion de l'érysipèle.* Thèse de Paris, 1875.

2. *Loco citato.*

Ainsi à mesure que s'établit la nature microbienne de l'affection qui nous occupe, on lui refuse le don de spontanéité ; en un mot, on admet qu'il faut au microbe de l'érysipèle une porte d'entrée, une brèche à l'économie.

Et de fait, si l'on regarde avec attention, on constate souvent que l'érysipèle dit médical a pris naissance sur une légère dénudation du derme, boutons d'herpès, vésicules eczémateuses, pustules d'acné qui peuvent, au premier examen, passer inaperçues, vu la facilité avec laquelle les masque la tuméfaction de la peau. Si l'on ne trouve aucune excoriation, on peut remarquer que l'érysipèle a débuté par le grand angle de l'œil, mais que son point de départ est la muqueuse nasale et que l'éruption s'est propagée par le point lacrymal, et l'on sait combien sont fréquentes les excoriations de la muqueuse nasale. Dans des cas analogues, l'érysipèle de la face n'est souvent que la propagation d'un érysipèle du pharynx (1).

Toutefois nous ne voulons pas nier certains faits rapportés par les auteurs et dans lesquels l'examen le plus scrupuleux ne permet de découvrir rien qui ressemble à une solution de continuité. Dans ces cas, l'explication peut sembler plus embarrassante; mais est-il toujours possible de s'assurer de l'état de la muqueuse naso-pharyngienne dans ses replis les plus profonds ? Nous ne pouvons constater que ce qui est apparent ; en admettant même que la plaie qui a servi de porte d'entrée dans l'économie au germe érysipélateux siège dans un point accessible à notre exa-

1. Gubler. Société de Biologie, 1856. Lasègue, *Traité des Angines*, P. 142.

men, ne peut-on pas rationnellement supposer que cette infime écorchure n'existe plus au moment actuel, par suite de sa cicatrisation ?

Mettenheimer a, en effet, montré que l'érysipèle prend parfois naissance autour d'une cicatrice récemment fermée, là où il existait une plaie quelques jours auparavant ; et, le plus souvent quand nous sommes appelés à donner nos soins à un sujet atteint d'érysipèle, ce malade était en puissance de l'affection déjà depuis plusieurs jours, c'est-à-dire depuis un temps bien suffisant pour la cicatrisation d'un bouton, d'une écorchure.

Enfin, si l'on veut nier même l'existence de toute plaie antérieure, nous trouvons plusieurs théories tendant toutes à infirmer la spontanéité. Sans nous arrêter à l'opinion de M. Després, qui admet qu'un courant d'air froid peut agir comme traumatisme, nous citerons ce passage du travail de M. Godot (1) : « Quelle explication donner de « l'érysipèle spontané ? Est-ce une prolifération, sous cer- « taines conditions encore mal déterminées et connues, « d'organismes parasitaires contenus dans le milieu qui « nous entoure et qui parviendraient à pénétrer dans le « sang, à la faveur d'une solution de continuité ? Faut-il « admettre qu'il y a en permanence dans notre sang les « vibrions immobiles de Lüders, qui seraient susceptibles « de subir une évolution rapide quand le milieu dans « lequel ils se trouvent commence à s'altérer ? Dans ce « cas, l'activité des vibrions tiendrait à un changement, à « une altération des humeurs. »

1. Godot, *De l'érysipèle menstruel*. Thèse de Paris, 1883.

Dans son récent travail, déjà cité, M. Petitjean s'exprime ainsi : « Il arrive très souvent qu'on retrouve la « plaie, mais, dans le cas contraire, l'agent érysipélateux, « au lieu de s'introduire par la plaie, pénétrera par les « voies respiratoires, par les voies digestives, ou par les « voies cutanées, sans qu'il y ait solution de continuité. »

Enfin Maurice Raynaud, dans son remarquable article du Dictionnaire Jaccoud, s'occupe aussi de cette question. « Maintenant, dit-il, peut-on admettre que dans « des conditions mal connues, soit à cause d'une finesse « excessive de la peau ou d'une très grande vascularité « de cette membrane, la barrière habituellement opposée « par l'épithélium à la pénétration des principes septiques « puisse n'être pas infranchissable ? »

Et plus loin :

« Il est en effet digne de remarque que la face qui est « le siège d'élection de ces érysipèles (érysipèles spontanés) « présente ces deux conditions réunies, finesse et vascularité de la peau, et de plus est une partie découverte « exposée plus que toute autre aux influences extérieures ; « à quoi il faut ajouter que les érysipèles, dits spontanés, « ne sont pas moins que les autres le produit d'une influence épidémique, qu'ils prennent naissance dans les « mêmes milieux, suivent la même marche, ont la même « évolution. »

Ce qui précède nous permet donc d'admettre, avec M. Dupeyrat « que le traumatisme est nécessaire à la « genèse de l'érysipèle, non pas qu'il agisse comme cause « déterminante, mais seulement comme cause occasionnelle en livrant passage au germe de l'érysipèle. Aussi

« rejetons-nous comme fausse la qualification de spon-
« tané appliquée à l'érysipèle sans solution de continuité
« *apparente*. Cet exanthème est *un* dans son essence,
« dans sa nature intime. Le poison ne change pas de
« nature en pénétrant dans l'économie, soit par la plaie
« du chirurgien, soit par la dénudation accidentelle de
« l'épiderme ou de la muqueuse. »

Et nous concluerons avec M. le Professeur Verneuil (1), que lorsqu'un individu est pris d'un érysipèle dit spontané du visage, on arrive ordinairement, avec un peu de soin, à retrouver dans les parties profondes ou cachées de la face ou du cuir chevelu l'exulcération ou l'écorchure initiales ; puis on découvre que le malade a été en rapport direct ou indirect avec un autre érysipélateux. Au cas même où ce rapport semblerait difficile ou impossible à établir, on est en droit de l'admettre aujourd'hui d'après les lois qui régissent la genèse des maladies infectieuses, leur développement spontané, y compris celui de l'érysipèle, n'étant plus acceptable.

Cette manière d'envisager l'érysipèle comme le produit d'un agent infectieux, venu du dehors et pénétrant dans l'économie, nous permet, de plus, d'expliquer la différence de malignité constatée de tous temps entre les érysipèles dits médicaux et les érysipèles dits traumatiques.

Tous les auteurs, en effet, sont d'accord pour admettre que l'érysipèle spontané offre beaucoup moins de gravité que l'érysipèle traumatique ; et nous disions plus haut que Trousseau n'admettait de différence entre ces deux sortes

1. Société de Chirurgie, séance du 14 septembre 1885.

d'érysipèles, qu'au seul point de vue du pronostic.

On avait déjà dit que l'érysipèle chirurgical était plus grave parce qu'il survenait chez un sujet déjà ébranlé par le traumatisme ou déprimé par une plaie suppurante ; puis la doctrine parasitaire s'établissant, on a admis que si la gravité de l'érysipèle est beaucoup plus considérable quand il survient à la suite d'un grand traumatisme chirurgical, on doit en chercher la raison dans la plus grande quantité de bactéries qui peuvent pénétrer dans l'organisme. Ce qui confirme en partie cette manière de voir, c'est que lorsqu'il y a peu de microbes, ils sont éliminés sans inconvénient par le rein, tandis que lorsqu'ils sont en quantité considérable, ils déterminent des néphrites mortelles.

Mais ces explications n'étaient pas suffisantes et c'est à M. le Professeur Cornil (1) que revient l'honneur d'avoir montré que dans le cas d'érysipèle à forme grave, on trouve toujours le microbe de l'érysipèle mélangé à d'autres micro-organismes ; il est fréquent, par exemple, de voir, au moment où se fait la contagion, ces microbes mélangés à ceux des suppurations et des fièvres puerpérales qui en diffèrent cependant, mais qui donnent alors lieu à des maladies infectieuses complexes, souvent mortelles.

Ce n'est donc pas le microbe seul de l'érysipèle, mais bien son association à d'autres germes qui engendre les érysipèles à forme grave ; et il est, en effet, facile de comprendre que dans le cas de traumatisme chirurgical, les vaisseaux mis récemment à nu offrent une surface d'absorption beaucoup plus énergique et beaucoup plus vaste pour les bacté-

1. Académie de médecine, 1885.

ries en général, qu'une simple ulcération du nez ou de l'oreille.

Il en résulte que le parasite de l'érysipèle seul n'est pas très dangereux et entraîne rarement la mort chez un sujet vigoureux. N'avons-nous pas comme preuves à l'appui de ce que nous avançons le résultat des expériences de Fehleisen ; il n'opérait certes pas sur des individus bien vigoureux, puisque la plupart de ses malades étaient atteints de cancer, et cependant il n'eut aucun cas de mort à déplorer à la suite de ses inoculations.

L'érysipèle est donc une maladie bénigne ; si quelquefois dans les services de chirurgie, l'érysipèle revêt une gravité plus grande et se termine par la mort, c'est que le streptococcus érysipélateux n'est généralement pas le seul agent de cette maladie ; mais qu'il est mêlé, au moment où se fait la contagion, aux micro-organismes des suppurations, de la fièvre puerpérale etc.

On nous pardonnera la longueur de ces considérations générales sur la nature de l'érysipèle en faveur des conclusions importantes qu'elles nous permettent d'établir et qui vont servir de base à la suite de notre travail.

Ces conclusions sont les suivantes :

L'érysipèle est une maladie infectieuse, produite par un microbe spécial.

Ce microbe, venu du dehors, a besoin d'une porte d'entrée, d'une plaie, pour pénétrer dans l'écommie.

Le microbe de l'érysipèle, quand il est seul, n'engendre qu'une affection bénigne.

DÉFINITION — HISTORIQUE

Qu'est-ce que l'érysipèle cataménial ?

Si nous cherchons dans la littérature médicale, nous voyons qu'il y a fort longtemps que l'on a remarqué l'influence de la menstruation sur l'érysipèle.

Hoffman (1) disait : « *singulis mensibus redeuntia erysipelata notavi* ; » et pour lui, des érysipèles périodiques remplaçaient le flux menstruel, supprimé pour une cause quelconque.

Tissot, en 1779 (2), s'exprime ainsi : « les éresypèlles du visage sont encore une maladie qui est fréquente dans le temps des règles. »

Pinel (3) dit qu'il peut survenir des érysipèles qui se renouvellent assez fréquemment dans les hospices de femmes à l'époque de la cessation des menstrues.

« Ce qui est remarquable dans le retour de l'érysipèle, dit Renauldin (4), c'est la périodicité parmi les femmes qui ont éprouvé une suppression menstruelle ; quelquefois on en voit chez lesquelles l'exanthème érysipélateux revient chaque mois à l'époque où l'écoulement des règles doit avoir lieu. »

Lepelletier (5) dit que cette maladie affecte surtout les

1. Hoffman, *de febre erysipelacea*, 1720.
2. Tissot, *Traité des nerfs et de leurs maladies*, 1779.
3. Pinel, *Nosographie philosophique*.
4. Renauldin, *Dissertation sur l'érysipèle*, Thèse de Paris, 1802.
5. Lepelletier de la Sarthe, *Différentes espèces d'érysipèles*, Thèse de Concours de Paris. 1836, P. 250.

femmes dont la menstruation est irrégulière, pendant la période critique et pendant les années qui suivent la cessation du flux cataménial.

Nous voyons que les auteurs se contentent de dire que l'érysipèle est fréquent à l'époque des règles, surtout lorsque celles-ci font défaut ; mais ils ne cherchent guère l'explication de ce fait et semblent admettre que les érysipèles sont supplémentaires des règles, que ce sont des règles déviées.

Les auteurs modernes relatent çà et là des observations et admettent entièrement l'épithète de cataménial.

En 1855, MM. Béhier et Hardy (1), rapportent deux observations.

M. Danlos (2) traite de l'influence de la menstruation sur les maladies de la peau, eczéma, psoriasis, pemphigus, et sur l'érysipèle.

Maurice Raynaud (3) dit : « ... ou bien l'éruption se lie à l'accomplissement d'une fonction physiologique, en particulier de la menstruation. »

« C'est ainsi que chez certaines femmes, dit M. Dieulafoy (4), des érysipèles à répétition se reproduisent aux époques menstruelles. »

Nous pourrions continuer des citations de ce genre en puisant dans les travaux plus récents encore ; et de là il

1. Béhier et Hardy. *Traité élémentaire de pathologie interne.* Tome III. P. 120.

2. Danlos. *Etude de la menstruation, au point de vue de son influence sur les maladies cutanées.* Thèse de Paris, 1874.

3. *Loco citato.*

4. Dieulafoy. *Manuel de pathologie interne*, 1884. Tome II.

ressort que l'érysipèle cataménial est admis comme entité morbide par la généralité des auteurs, mais que les définitions de ce mot sont rares encore et bien vagues.

Le premier, en 1875, M. Thomas (1) fait un travail d'ensemble sur cette question. Pour lui, un des caractères les plus frappants de l'érysipèle cataménial, c'est la ponctualité de son retour à chaque époque menstruelle ; c'est là, selon lui, la meilleure preuve qu'on puisse donner de l'origine cataméniale de cette éruption. Cet auteur ajoute enfin que si une femme a pendant sa vie quatre ou cinq érysipèles dont le retour est irrégulier, ces récidives survinssent-elles même à l'époque des règles, on doit admettre, dans ce cas, une simple coïncidence, mais l'épithète de cataménial, appliquée à un tel érysipèle, ne serait pas justifiée.

Cette question a été reprise en 1882 par M. Godot (2) qui y consacra sa thèse inaugurale. La définition de cet auteur diffère de la précédente. « C'est un érysipèle qui survient aux époques des règles, soit que celles-ci restent normales, soit qu'elles soient supprimées en partie ou en totalité. » Ici la périodicité n'est pas considérée comme le caractère principal de l'affection ; et, ajoute cet auteur, l'érysipèle cataménial peut être supplémentaire ou complémentaire de l'écoulement menstruel.

A quelle définition devons-nous nous arrêter ? Et d'abord il y a-t-il lieu d'admettre un érysipèle cataménial ?

Si par ce mot, et à l'exemple des auteurs que nous venons de citer, on veut entendre une entité morbide spé-

1. Thomas. *De l'érysipèle périodique cataménial.* Thèse de Paris, 1875.

2. Godot. *Loco citato.*

ciale, nous répondrons fermement : non, il n'existe pas d'érysipèle cataménial. L'érysipèle, nous l'avons dit, est une affection toujours semblable à elle-même, restant une dans sa forme ; et, de même qu'on rejette aujourd'hui certaines épithètes admises autrefois, telles que les épithètes d'érysipèles miliaire, bulleux, phlycténoïde, pustuleux, de même la désignation de cataménial doit être rejetée si l'on y attache une idée de forme ou de variété. Mais en se plaçant à un autre point de vue, au point de vue purement étiologique, nous pensons qu'il est utile de conserver cette épithète de cataménial pour désigner un érysipèle ayant pour cause le flux menstruel ; c'est ainsi que l'on dit encore maintenant : érysipèle traumatique ou médical, bien que l'on reconnaisse que dans les deux cas l'affection est la même, mais l'usage est resté et l'on y trouve d'ailleurs une plus grande commodité de langage.

D'après cela, il nous est facile de donner une définition de l'érysipèle cataménial tel que nous le comprenons : c'est un érysipèle ayant pour cause occasionnelle le flux menstruel. L'érysipèle sera donc dit cataménial chaque fois qu'il surviendra chez une femme au moment de la période emménique, qu'il récidive ou non le mois suivant et quelles que soient d'ailleurs les autres conditions dans lesquelles il se développe ; cet érysipèle peut également apparaître à la ménopause, mais à l'époque où l'évacuation menstruelle devrait avoir lieu.

L'étiologie va en effet nous montrer qu'il n'y a pas, dans ces cas, simple coïncidence, mais bien relation de cause à effet.

ÉTIOLOGIE

Les auteurs semblent être d'accord pour considérer l'érysipèle menstruel comme supplémentaire, c'est-à-dire que l'hémorrhagie cataméniale, venant à faire défaut, serait remplacée par un érysipèle ; c'est le cas le plus fréquemment cité dans les observations, et, d'après M. Thomas, dans un cinquième à peine les fonctions menstruelles seraient intactes. Dès lors l'érysipèle cataménial devrait être considéré comme des règles déviées ; ces érysipèles ne seraient que des hyperhémies cutanées comparables aux congestions du poumon en pareille circonstance, et qui tiennent à des modifications dans la pression artérielle ou à des modifications réflexes de l'innervation vaso-motrice. Nous n'hésitons pas, pour notre part, à rejeter entièrement cette manière de voir, et ce que nous savons de la nature intime de l'érysipèle nous oblige à chercher une autre cause à cette affection, et d'ailleurs l'explication que nous en trouvons est voisine de la théorie que nous venons d'exposer.

Non, les menstrues, qu'elles soient normales ou qu'elles fassent défaut, ne peuvent pas engendrer un érysipèle, maladie microbienne, mais elles engendrent sur le tégument externe des affections diverses (acné, herpès) qui servent de porte d'entrée au germe érysipélateux.

Et d'ailleurs si nous dépouillons les observations d'érysipèle cataménial rapportées çà et là dans la science, nous sommes amenés la plupart du temps à douter de la nature érysipélateuse de l'affection que nous voyons décrite. Ces cas sont extrêmement disparates et offrent peu de prise à la critique : les unes manquent le plus souvent de détails suffisants pour entraîner la conviction. Ainsi Béhier, qui relate deux faits d'érysipèle liés à la menstruation, dit qu'au moment où une de ces malades vint le consulter, elle présentait une sorte de bouffissure non colorée de la face, peu marquée au nez, avec signes de congestion cérébrale, étourdissement, céphalalgie, tous prodromes qu'elle avait observés dans les autres attaques; mais il ne constata pas par lui-même d'érysipèle proprement dit et dut s'en rapporter, pour le reste, au dire de la malade.

Il y a encore à tenir compte des erreurs de diagnostic; il est des angioleucites d'apparence très trompeuse, ce sont de faux érysipèles qui ne sont jamais contagieux.

Édouard Labbé (1), en 1858, s'efforce de différencier l'érysipèle de certaines affections confondues avec lui. A propos de l'étiologie, il rejette comme cause de cet exanthème les topiques irritants, les corps durs qui ne peuvent, dit-il, qu'engendrer des érythèmes et des angioleucites.

M. Bastian (2) parle de la différence que l'on doit établir entre l'érysipèle et certaines rougeurs qui surviennent autour des plaies et qu'un cataplasme fait disparaître. Il n'admet pas l'érysipèle blanc, de certains auteurs, qui n'est autre « qu'une angioleucite affectant les vaisseaux lymphatiques profonds, et dans lequel, par là même, les plaques cutanées sont plus pâles, la peau luisante et tendue. »

1. Édouard Labbé. Thèse de Paris, 1858.

2. Bastian. *Étude sur l'érysipèle.* Thèse de Paris, 1875.

Nous n'avons pas à faire ici le diagnostic différentiel de l'érysipèle avec d'autres affections telles que l'érythème, l'eczéma rubrum, l'urticaire débutant par la face, etc.

Si nous insistons sur ce point, c'est que nous n'admettons pas sans réserve les observations d'érysipèle cataménial relatées par les auteurs ; et si quelques-unes nous paraissent indiscutables, il en est d'autres, en grand nombre, où l'affection qu'on nous signale comme un érysipèle nous paraît être une simple congestion des téguments. On a voulu grouper sous un même nom des affections absolument disparates, ce qui fait admettre cette proposition : « Cette affection (l'érysipèle) n'est pas toujours identique à elle-même, mais essentiellement polymorphe (1). » Cet énoncé, mieux que toute discussion, est bien fait pour prouver ce que nous avançons.

D'ailleurs les auteurs qui se sont occupés spécialement de cette question avouent qu'il n'est pas toujours facile d'établir le diagnostic d'érysipèle pour l'affection qu'ils observent.

« L'affection périodique dont nous parlons, dit M. Thomas, est-elle bien de l'érysipèle? Un médecin voyant sa cliente pour la première fois aurait droit de douter de la nature érysipélateuse de l'affection qu'il observe. » Et plus loin « la nature érysipélateuse de l'éruption que nous étudions peut, dans certains cas, être mise en doute..... Je ne serais pas éloigné de croire que dans certains cas exceptionnellement légers, les lésions anatomiques ne dépassent pas

1. Godot. *Loco citato.*

le degré de la congestion et ne constituent qu'une *simple congestion érysipélatoïde* de la peau. »

M. Godot s'exprime à peu près de même : « Nous montrerons, dit-il, que dans l'érysipèle menstruel nous devons voir tantôt une affection de même nature que l'érysipèle proprement dit, tantôt un *véritable œdème.* » Et il ajoute plus loin : « Devons-nous considérer cette dermite comme un véritable érysipèle ? Non, assurément, les caractères locaux, les phénomènes généraux manquent et il nous semble beaucoup plus logique de considérer cette affection fruste et bâtarde comme un pseudo-érysipèle, un simple érythème. »

Chomel qui rapporte une observation, admet aussi la possibilité d'un doute au sujet de la nature de l'affection.

Ces aveux nous permettent de rejeter comme suspectes toutes les observations d'érysipèle cataménial dans lesquelles la maladie n'est pas décrite avec sa marche et ses caractères typiques. Ajoutons que nous ne connaissons pas de cas d'érysipèle menstruel pour lesquels on se soit livré à la recherche du microbe, c'est là un désidératum de la plus haute importance, la seule existence du streptococcus pouvant lever tous les doutes et permettre d'affirmer la nature érysipélateuse de l'affection.

Laissant donc de côté les affections diverses dont parlent les auteurs et dans lesquelles nous ne voyons pas des érysipèles, établissons maintenant d'une façon absolue l'étiologie de l'érysipèle cataménial.

Pour qu'un érysipèle se produise, nous avons vu qu'il fallait deux conditions : une cause déterminante qui, pour nous, est toujours le microbe, et une cause occasionnelle. (On pourrait admettre aussi des causes prédisposantes, nous reviendrons plus loin sur ce point). Nous avons dit encore que les règles pouvaient être la cause occasionnelle de l'érysipèle, ce qui nous permettait de donner à cette affection l'épithète de cataméniale. Comment cela a-t-il lieu ? Nous croyons que l'on a pris jusqu'ici l'effet pour la cause. On a dit en effet que de même que l'époque cataméniale amenait divers troubles du côté de la peau, de même elle pouvait engendrer l'érysipèle. Nous avons dit plus haut que c'est là une fausse interprétation des faits, les règles ne pouvant engendrer une affection microbienne; mais c'est sur les affections cutanées produites par le molimen hémorrhagique que se greffe le microbe qui va donner naissance à l'érysipèle.

L'existence de manifestations cutanées pendant la période menstruelle est un fait admis aujourd'hui par tous les praticiens. La coïncidence de l'herpès, par exemple, avec les règles, est de notion vulgaire, on appelle même cette éruption herpès menstruel. La période emménique provoque chez certaines personnes des poussées passagères qui précèdent le plus habituellement de deux ou trois jours l'écoulement sanguin. « Et, ajoute M. Danlos, c'est de préférence vers la face qu'elles se montrent, parce que c'est la partie des téguments la plus vasculaire et celle sur laquelle se manifestent surtout les éruptions auxquelles nous faisons allusion : l'eczéma et l'acné. »

« La menstruation, dit M. Martineau, dans une récente leçon, ramène les manifestations constitutionnelles, scrofuleuses ou herpétiques. Vous observerez de nombreuses femmes qui à chaque époque menstruelle, quelques jours avant l'écoulement, pendant ou parfois dès la cessation des règles, présentent une éruption érythémateuse furonculaire, eczémateuse ou de vésicules d'herpès. »

M. le professeur Hardy, dans une toute récente clinique de la Charité (1), dit que chez les femmes l'herpès coïncide quelquefois avec les règles ; il peut siéger aux organes génitaux, sur les grandes ou les petites lèvres, mais il se rencontre plus souvent à la face. Cette éruption se montre habituellement sur les lèvres et de préférence sur la lèvre supérieure, près de la commissure, mais on la rencontre presque aussi fréquemment sur le bord des ailes du nez ou vers le sillon naso-génien ; d'ailleurs les joues, le front, les paupières, les oreilles, peuvent également être le siège de l'éruption ; enfin l'herpès se montre aussi, mais bien plus rarement, sur les cuisses, sur les organes génitaux. Chez certaines femmes, il est habituel et se montre avec une régularité remarquable à chaque époque menstruelle ; chez d'autres femmes, l'herpès n'apparaît que d'une façon très irrégulière, il coïncide alors avec des menstrues plus pénibles et s'accompagne d'accidents généraux plus ou moins accentués.

Signalons enfin, comme traumatisme intimement lié à l'existence de l'hémorrhagie cataméniale, de légères ulcérations que l'on observe fréquemment à la racine des cuisses et qui sont produites par les serviettes ou bandes dont certaines femmes ont l'habitude de se garnir pendant la durée de leurs règles.

1. Décembre 1885.

Mais est-il nécessaire que l'hémorrhagie utérine ait lieu pour voir se produire ces manifestations cutanées? Non, sans doute, et il est fréquent d'observer chez des femmes ayant une suppression des règles, pour un motif quelconque, même au début de la grossesse, des éruptions cutanées, telles que l'acné et surtout l'herpès, précisément au moment où les règles auraient dû paraître.

De même, les affections cutanées se manifestant à la ménopause, aux époques où l'évacuation menstruelle devrait avoir lieu, sont fréquemment signalées. C'est ainsi que M. Danlos, qui s'est spécialement occupé de cette question, signale la fréquence de l'acné rosacé chez les femmes à l'âge critique ; on a également cité le prurigo, l'acné, l'eczéma. Sans vouloir entrer ici dans des détails inutiles à notre sujet, disons que l'on est autorisé à voir dans les manifestations liées à la menstruation ou à ses désordres, des névroses d'ordre réflexe.

Voici donc un fait bien établi : la période emménique ou, dans le cas de suppression, le moment où l'hémorrhagie cataméniale devrait se produire, engendre périodiquement, chez certaines femmes, des manifestations cutanées dont l'acné et l'herpès peuvent être pris comme types. On comprend dès lors que si une femme, dans ces conditions, s'expose à la contagion, elle contractera un érysipèle qui méritera le nom de cataménial, parce que les règles auront provoqué l'affection cutanée qui aura permis l'introduction du micrococcus dans l'organisme ; mais c'est là le seul rôle qui joueront les règles dans cette affection, rôle important d'ailleurs, car sans l'époque emménique pas d'herpès et sans herpès pas d'érysipèle.

Il est bien évident néanmoins qu'il peut y avoir parfois de simples coïncidences; qu'une femme, par exemple, à l'époque de ses règles, se fasse une plaie accidentelle, qu'elle soit exposée à la contagion, elle pourra contracter dans ces circonstances un érysipèle qui coïncidera avec l'écoulement menstruel, sans mériter en rien l'épithète de cataménial. Il serait puéril d'insister davantage sur des faits de ce genre.

Mais pour qu'il y ait érysipèle, nous avons vu qu'une plaie ne suffit pas ; il faut l'agent infectieux, la bactérie qui vient du dehors ; il faut, en un mot, qu'il y ait contagion.

Les auteurs qui ont traité la question de l'érysipèle cataménial ayant fait généralement de cette affection une entité morbide spéciale différente de l'érysipèle en général, ont pu lui refuser la contagiosité, tout en l'accordant aux autres formes d'érysipèles ; nous ne saurions donc nous appuyer sur les observations déjà publiées d'érysipèles menstruels, car la contagion n'est jamais notée et le point de départ de l'affection est rarement indiqué ; de plus, nous l'avons dit déjà, on n'a jamais recherché le microbe. M. Godot, toutefois, admet que les cas graves d'érysipèle cataménial doivent être considérés comme de véritables érysipèles car « ils en ont les caractères, les symptômes, la marche et sont parfois contagieux. »

Pour nous, quelle que soit l'épithète qu'on lui accole, l'érysipèle est une maladie unique, toujours contagieuse, et l'érysipèle cataménial n'échappe pas à cette loi pathologique.

Ainsi, si l'on interroge avec soin les malades atteintes de cette affection, on arrive presque toujours à découvrir qu'elles ont été plus ou moins directement en rapport avec un érysipélateux. Dans le cas où ce rapport nous échapperait et, vu la nature infectieuse de cette affection, nous sommes en droit de l'admettre, d'après l'avis même de M. le professeur Verneuil, dont l'autorité est si grande en pareille matière.

C'est ici que se pose la question de périodicité dans l'érysipèle cataménial. Que penser d'un érysipèle revenant tous les mois à l'époque des règles? La périodicité est un des principaux arguments invoqués par ceux qui nient la nature infectieuse de cette maladie, argument cité, par exemple, par M. Forget (1). « J'objecterai, dit-il, comme infirmant la théorie du traumatisme nécessaire, l'absorption putride et la négation de l'érysipèle spontané qui en est la conséquence obligée, cette forme d'érysipèle, appelée habituelle par les uns, périodique par les autres. » M. Thomas admet cette manière de voir et ajoute : « pendant cinq années consécutives, à chaque époque menstruelle, une femme a un érysipèle ; admettez-vous que cinquante fois de suite, juste à un mois de distance, au moment où elle attend ses règles et son érysipèle, cette femme, avec un à-propos sans exemple, s'est écorché la peau ou la muqueuse du nez? »

Nous croyons qu'il est facile d'expliquer ces faits de périodicité autrement que pas un effet du hasard ; car les règles en revenant régulièrement chaque mois ramènent régulièrement aussi les manifestations cutanées dont nous avons parlé et surtout l'herpès qui se montre si volontiers à époques fixes. La femme se trouve donc dès lors avoir

1. Société de chirurgie du 3 juillet 1872.

chaque mois et par le fait même des règles, une plaie prête à absorber le micrococcus de l'érysipèle. Mais la question de contagion se pose ici de nouveau ; et il paraît inadmissible de penser que cette femme aura été chaque mois en contact avec un érysipélateux.

Parfois, quand une femme sera restée plusieurs mois dans une salle d'hôpital, il est compréhensible que le microbe qui l'a atteinte le premier mois et qui se trouvait dans la salle, la frappera également le mois suivant pour les mêmes raisons. Au dehors, on pourra admettre la contagion médiate ou immédiate, par des objets, par exemple, ou même par le médecin. Mais ces explications sont insuffisantes, et certains cas paraîtraient inexplicables si nous n'avions, pour nous en rendre compte, le processus de l'auto-inoculation. Un fait digne de remarque, c'est que déjà, en 1858, M. Edouard Labbé semble, dans certains cas, considérer l'érysipélateux comme un malade autotoxifère : « quant à l'érysipèle sporadique, dit cet auteur, il est aussi le produit d'émanations infectieuses provenant soit de l'*individu lui-même*, soit de ce qui l'environne. » On peut voir, dans ces mots, le premier germe de la théorie de l'auto-inoculation appliquée à l'érysipèle. Quoi qu'il en soit, ces idées paraissent tomber dans l'oubli jusqu'au jour où M. le professeur Verneuil (1) vient exposer, sur l'étiologie de l'érysipèle à répétition, la savante théorie que nous reproduisons ici :

Une première invasion de l'érysipèle ayant eu lieu par contagion, le microbe élit domicile en permanence dans le

1. Société de chirurgie. Séance du 14 septembre 1885.

cuir chevelu, ou le duvet de la face ; de temps à autre, à la faveur des solutions de continuité cutanées créées par l'eczéma, le prurit, et sans doute les microtraumas occasionnés par les ongles, se produisent des inoculations nouvelles et successives.

Si partant de ce fait et acceptant l'interprétation précédente, on admet comme possible la permanence des germes érysipélateux sur un point de la surface du corps, on explique facilement un certain nombre de récidives, sans faire intervenir ni contagion nouvelle venue du dehors, ni dyscrasie, ni diathèse, par le simple fait d'une sorte d'auto-inoculation.

Si l'on ne répugne pas à croire que le microbe érysipélateux peut non-seulement s'acclimater sur les parties découvertes saines et sur les surfaces malades exposées, mais peut encore habiter indéfiniment certaines cavités naturelles profondes, la pathogénie, jusqu'ici fort obscure de certains érysipèles à répétition, devient fort claire.

« Il devient même possible avec cette hypothèse, ajoute M. Verneuil, de comprendre les érysipèles périodiques survenant chez certaines femmes à chaque époque menstruelle. L'herpès, cette affection encore si paradoxale, revient volontiers à des époques fixes. Si cette disposition à l'herpès guttural existe chez un sujet dont le pharynx est habité par le microbe érysipélateux, on pourra voir apparaître tous les mois une attaque d'érysipèle.

L'étiologie de l'érysipèle cataménial périodique est tout entière dans cette phrase. Qu'une femme, en effet, contracte par contagion un premier érysipèle, le microbe pourra, chez elle, se fixer dans le cuir chevelu, dans la gorge, dans la cavité des fosses nasales, et contaminer cette femme chaque mois quand le flux cataménial ramènera une éruption d'herpès ou d'acné.

Ce n'est évidemment là qu'une hypothèse, et nous savons bien que l'on nous reprochera de ne pas apporter de preuves à l'appui. Dans le cas particulier qui nous occupe, il serait indispensable, étant donnée une femme qui a eu des poussées périodiques d'érysipèle cataménial, de rechercher sur toutes les parties de son corps la présence du microbe en dehors de l'existence de l'exanthème, et de démontrer que le microbe est pharyngicole, nasicole, etc. ; mais, il ne nous a pas été donné de nous livrer à de semblables recherches, ce n'est donc qu'une théorie que nous exposons, mais une théorie si attrayante, dont l'exactitude présente une telle probabilité que nous l'acceptons sans réserve et que nous ne doutons pas un instant que des travaux ultérieurs ne viennent en donner la démonstration.

Nous avons dit, au commencement de ce chapitre, que l'on devait admettre, dans l'étiologie de l'érysipèle cataménial, des causes prédisposantes. Il ne suffit pas, en effet, et cela est heureux, de s'exposer à une maladie contagieuse pour contracter cette affection ; il faut en outre, ce qu'on appelle la prédisposition, c'est-à-dire cette variété dans le terrain individuel qui rend chacun de nous apte à contracter telle affection plutôt que telle autre, ce qui revient à dire que pour l'érysipèle, par exemple, le traumatisme et la bactérie ne sont pas toujours suffisants pour produire l'exanthème. En ce qui concerne l'érysipèle cataménial en particulier, nous voyons incriminer dans la plupart des observations les diathèses scrofuleuse ou herpétique ; cela s'explique facilement, croyons-nous, étant donnée la fréquence des manifestations cutanées de ces diathèses. Nous admettrons donc que les herpétiques et les scrofuleuses offrent des prédispositions à contracter l'érysipèle menstruel.

Résumant l'étiologie de l'érysipèle cataménial, nous dirons que la cause occasionnelle de cette affection est la présence d'une pustule d'acné ou d'une vésicule d'herpès, engendrée par le molimen hémorrhagique, probablement par action réflexe.

Que la cause déterminante est le micrococcus érysipélateux venant, soit par contagion, soit par auto-inoculation.

Que les causes prédisposantes sont les diathèses scrofuleuse et herpétique.

OBSERVATIONS

Nous donnons ici quelques observations puisées dans les auteurs qui se sont occupés de la question.

Observation I

(Béhier, *Cliniques de* 1867, p. 17, abrégée).

Une femme de 28 ans, mère de trois enfants, avait éprouvé pendant son dernier accouchement une émotion violente. Depuis cette couche elle était prise à chaque époque menstruelle (régulière d'ailleurs) d'un érysipèle occupant souvent la face, quelquefois l'une des épaules ou l'une des jambes. Une couche nouvelle à terme n'a en rien modifié l'état de la malade ; elle a toujours vu revenir ses érysipèles à chacune de ses époques, la menstruation est d'ailleurs restée régulière. C'est une femme d'une constitution moyenne, présentant les signes extérieurs d'un tempérament nerveux et un peu lymphatique.

M. Béhier relate également le cas d'une femme de 54 ans chez laquelle au moment où s'établit la ménopause, les règles furent, à des époques exactement correspondantes, remplacées par des érysipèles de la face.

Observation II

(Thèse de M. Thomas).

La nommée Eugénie Perrin, âgée de 18 ans, couturière, est entrée, le 15 février 1875, dans le service de M. le professeur Lassègue

(Hôpital de la Pitié, salle Saint-Charles, n° 31). Cette jeune fille est ordinairement d'une assez bonne santé, cependant elle est un peu anémique et ses règles manquent quelquefois et sont peu abondantes.

Avant l'érysipèle actuel, cette malade en a déjà eu trois. Un à l'âge de sept ans, les deux autres aux époques menstruelles précédentes; l'érysipèle actuel coïncide avec l'époque menstruelle.

Le 11 février. — Frissons répétés, perte d'appétit, céphalalgie, un peu de toux ; pas d'angine, mais écorchures et croûtes dans le nez.

Le 14. — Douleurs de tête très vives, puis rougeur de la face débutant par le nez.

15 février. — La moitié droite de la face est rouge d'une teinte uniforme, présentant quelques phlyctènes et formant au niveau du front un bourrelet bien marqué. Fièvre assez forte, pouls 112. T. 38°,2. La langue est chargée, l'appétit nul, pas de garde-robe depuis trois jours ; les règles apparaissent le 15, elles sont peu abondantes et peu colorées.

16 février. — Les règles continuent, l'éruption s'est étendue depuis hier. P. 110. T. 38°.

17. — Douleurs assez vives dans les articulations (Poignet, articulation tibio-tarsienne) T. 39°, 4. Purgatif; l'exanthème a gagné la partie gauche de la face, il s'étend depuis la commissure des lèvres jusqu'à la naissance des cheveux ; les oreilles sont intactes ainsi que le cuir chevelu. Les règles cessent d'être rouges, elles sont remplacées par des flueurs blanches. Les urines sont peu abondantes, chargées et contiennent un peu d'albumine.

19. — L'érysipèle a pâli, l'épiderme se desquame en plaques peu étendues. La température est tombée à 37°,6 et le pouls à 80. La langue se déterge, l'appétit revient.

Le 26. — La malade est complètement guérie et demande son exeat.

Observation III

(in thèse de M. Dupeyrat, abrégée).

Corbeau Hortense, 25 ans, santé parfaite jusqu'à 20 ans; mais à partir de cet âge, la malade est atteinte d'un premier érysipèle de la face qui dure sept ou huit jours. Pendant trois mois consécutifs un érysipèle survient une fois chaque mois; durant ces trois mois les règles se maintiennent normales comme date et comme durée.

Tous les érysipèles précédents, au nombre de 92, ont débuté par ce même point (aile droite du nez).

Observation IV

(in thèse de M. Godot).

Marie R..., infirmière, âgée de 25 ans, a toujours joui d'une bonne santé antérieurement. Elle a été réglée à 16 ans, mais d'une manière irrégulière.

Lorsqu'elle arriva à Paris, il y a deux ans, les règles parurent avec leur régularité et leur durée normales pendant un an environ. Mais depuis lors, elles ont de nouveau disparu et ne se sont guère montrées que deux ou trois fois.

Il se produisait à chaque époque des douleurs lombaires, de la pesanteur hypogastrique, une absence totale de flux menstruel.

Fréquemment au moment où les règles auraient dû paraître, la malade offrait aux lèvres une éruption de vésicules d'herpès, accompagnée d'une violente céphalalgie frontale.

Au mois de janvier 1883, les menstrues ont paru avec quelques phénomènes congestifs dans l'abdomen. Depuis lors, la malade n'a plus revu ses règles; le 12 juin, il y a eu à peine quelques gouttes de sang accompagnées des prodromes ordinaires de la menstruation.

Le 9 juillet. — La malade est réveillée pendant la nuit par une vive douleur à l'œil droit.

Le 10. — L'œil est fermé, la paupière est tuméfiée, la joue droite est le siège d'un œdème chaud, douloureux à la pression. Le soir, le gonflement s'étend à la partie droite du nez et au lobule de l'oreille, mais ne dépasse pas le front ni le bord inférieur du maxillaire.

Il n'y a ni nausées, ni vomissements, mais la malade se plaint d'une céphalalgie persistante et très intense. Les ganglions sous-maxillaires sont tuméfiés et douloureux à la pression. La plaque inflammatoire n'est pas nettement délimitée sur ses contours par le bourrelet saillant que l'on signale dans le cours de l'érysipèle.

La langue est saburrale, il y a de l'inappétence ; la peau est chaude, la fièvre modérée, pouls à 80°.

Le 11. — Les symptômes s'amendent, sauf la céphalalgie qui persiste avec toute son intensité.

Le traitement avait consisté dans l'administration de deux verres d'eau de Sedlitz, de vin de quinquina et de 5 grammes de nitrate de potasse.

Le 12. — La malade va beaucoup mieux.

Aujourd'hui 13, la guérison est complète, la malade va reprendre ses occupations, mais les règles n'ont pas reparu.

Ces observations nous présentent quelques points intéressants : c'est ainsi que l'observation I est un exemple d'érysipèle cataménial périodique ; dans l'observation II, l'auteur a noté comme point de départ de l'exanthème des écorchures et croûtes du nez ; il n'est pas fait mention de la nature de ces croûtes, mais en raison de leur coïncidence avec l'époque menstuelle, il est permis de les attribuer à une éruption d'herpès. Dans l'observation III, on a noté également le point de départ de l'érysipèle, point de départ qui est toujours le même ; il est à regretter que l'auteur nous laisse ignorer s'il existait une affection quelconque de la peau en cet endroit.

L'observation IV nous paraît, malgré certaines lacunes, des plus démonstratives. Que voyons-nous, en effet? Une femme qui, au moment de ses règles, présente fréquemment sur les lèvres une éruption de vésicules d'herpès, a été réglée le 12 juin, et le 9 juillet, c'est-à-dire précisément à l'époque menstruelle suivante, bien que l'hémorrhagie utérine n'ait pas lieu, cette femme est prise d'un érysipèle de la face. Ne sommes-nous pas en droit d'admettre, bien que l'auteur ait omis de le dire, que cette femme présentait à ce moment son éruption habituelle d'herpès cataménial?

Ces observations, nous ne l'ignorons pas, sont loin d'être complètes au point de vue qui nous occupe; c'est ainsi qu'il n'y est pas parlé de la contagion et le point de départ de l'exanthème n'est pas toujours noté. Il en serait de même des quelques faits que nous avons observés pendant notre séjour à Saint-Lazare; les notes que nous avons prises sont incomplètes et ne méritent pas d'être publiées. Mais nous donnons ici une observation que nous avons recueillie nous-même avec le plus grand soin et qui nous paraît des plus intéressantes.

Observation (personnelle).

Eugénie C..., âgée de 25 ans, employée de magasin. Père inconnu, mère encore vivante, bien portante, une sœur morte à 15 ans de fièvre typhoïde.

Réglée à l'âge de 14 ans et d'une façon toujours normale, les règles durant de quatre à cinq jours. Un enfant à l'âge de 19 ans, mort à 3 ans de méningite, les règles sont revenues trois mois après l'accouchement. En 1883, suppression de six mois à la suite d'une violente émotion.

Cette femme, quoique toujours bien portante, est d'une constitution assez délicate ; elle a eu il y a quelques années des douleurs rhumatoïdes dans les genoux ; actuellement hémorrhoïdes, ulcération fongueuse du col de l'utérus, constipation habituelle, en somme, tempérament arthritique.

Eugénie C... nous raconte que deux jours environ avant que ses règles ne commencent à couler, elle a un *petit bouton* siégeant le plus souvent sur la lèvre supérieure près du nez. Elle a constaté en outre (elle est très affirmative sur ce fait) que lors de sa grossesse et de sa suppression de règles, son bouton apparaissait juste au moment où elle aurait dû avoir ses règles, au moins pendant les premiers mois.

Le 5 juin dernier. — Elle éprouve des douleurs de tête, de la courbature, des nausées ; malaises qu'elle met sur le compte de ses règles, car elle a son bouton depuis la veille et elle attend ses règles le 6 juin.

6 juin. — Rougeur et douleur débutant par le côté gauche de la face. Les règles apparaissent.

Le 7 juin. — Lorsque nous voyons la malade, nous constatons un érysipèle de la face ; et il ne nous est pas difficile de reconnaître que le point de départ de cet exanthème est une pustule d'acné siégeant vers le sillon naso-labial gauche. Nous constatons en effet à ce niveau que la peau est rouge, gonflée, douloureuse, tendue et forme une plaque luisante nettement limitée par un bourrelet saillant. Céphalalgie assez intense, inappétence, état saburral, fièvre modérée. T. 38°,2. P. 110. Les règles coulent normalement.

La malade nous déclare *elle-même* que c'est son *bouton* qui s'est enflammé, elle ne sait pourquoi. Interrogée minutieusement par nous, elle se rappelle qu'il y a environ quinze jours, une jeune fille employée au même magasin qu'elle, fit une absence de quelques jours, au bout desquels elle revint avec des *croûtes* sur la figure et disant, d'après son médecin, qu'elle avait eu un érysipèle de la face. Il ne nous a malheureusement pas été possible de savoir si cette jeune fille avait elle-même ses règles, ni d'où venait pour elle la contagion ; notons toutefois ce fait important que c'est la fille d'une garde-malade.

Le 8 juin. — Nous revoyons Eugénie C... ; l'érysipèle a gagné le côté droit de la face en envahissant le nez.

Ce jour, après avoir soigneusement lavé la plaque érysipélateuse avec une solution concentrée d'acide borique, nous pratiquons à ce niveau une piqûre à l'aide d'une aiguille préalablement flambée ; laissant alors s'écouler la première goutte de sang, nous recueillons une gouttelette du liquide rosé que fait sourdre une légère pression.

Recevant ce liquide entre deux lamelles de verre que nous trempons légèrement dans une solution Ehrlich, nous portons immédiatement cette préparation sous le champ du microscope. Il est alors facile de reconnaître entre les globules blancs et rouges non déformés la présence de micrococci peu nombreux, il est vrai, disséminés par place et se réunissant ailleurs en courtes chaînettes sinueuses.

Il nous paraît inutile de donner au jour le jour la description de l'érysipèle qui a été en tout normal comme marche et comme durée. Disons en deux mots que dès le 8, l'érysipèle est resté stationnaire ; le 12 juin, la desquamation se faisait, et le 15 la malade était entièrement guérie. Les règles, normales en quantité, avaient cessé de couler le 10 au soir.

Nous n'insisterons pas sur l'intérêt que présente cette observation qui a servi de base à notre travail. Une seule observation personnelle pourra paraître insuffisante ; mais l'érysipèle cataménial est une affection rare, sinon presque inconnue dans nos hôpitaux, les femmes atteintes de cet exanthème bénin se soignent la plupart du temps chez elles, ce qui rend les recherches de ce genre très difficiles et souvent des plus délicates.

MARCHE. — PRONOSTIC

Nous avons omis à dessein jusqu'ici de parler du lieu d'élection de l'érysipèle cataménial. Étant donnée l'étiologie de cette affection, il est facile de comprendre que l'exanthème se montrera là où se développent les manifestations cutanées liées au retour des règles ; or, deux régions surtout offrent cette prédisposition, la face et la vulve. Si l'on parcourt les quelques observations non suspectes éparses çà et là, on verra que dans la majorité des cas c'est la face qui a été frappée par l'exanthème. Joseph Franck et Tissot n'ont pas vu l'érysipèle cataménial ailleurs qu'au visage ; pour notre part, tous les cas que nous avons été à même d'observer étaient des érysipèles de la face; toutefois, ces observations ne sont pas assez nombreuses pour nous permettre de rejeter entièrement toute autre localisation de l'érysipèle cataménial que l'étiologie de cette affection nous montre comme possible, mais nous pouvons dire que la face est le lieu d'élection de cet exanthème.

A quoi tient donc l'immunité des autres régions du corps ? Nous avons vu que l'herpès cataménial n'affectait guère que la face ou la vulve; de là la rareté excessive de l'érysipèle sur les autres parties du corps. Quant à la vulve, n'est-il pas plausible d'admettre que cette région étant toujours couverte, se trouve bien mieux que la face à l'abri du microbe, sans la présence duquel l'érysipèle ne se développera pas ?

L'influence des saisons ne paraît pas considérable ; cependant l'érysipèle serait, d'après M. Gosselin, plus fréquent au printemps et à l'automne.

Quant à l'âge, c'est évidemment pendant la période d'activité sexuelle de la femme que l'érysipèle cataménial se montrera de préférence.

Pour ce qui est de l'influence de l'exanthème sur la marche ou la durée de l'hémorrhagie utérine, elle est nulle ; nous avons toujours vu, dans le cas d'érysipèle cataménial, les règles suivre leur cours et avoir leur durée normale. Il en est de même de l'influence que pourrait avoir l'apparition du flux menstruel sur un érysipèle développé un ou deux jours avant l'écoulement ; l'apparition des menstrues, selon nous, n'a aucune action sur la marche de l'exanthème, et nous n'admettons que comme simple coïncidence de durée un érysipèle commençant avec les règles, durant autant qu'elles et finissant avec elles. La durée de l'écoulement menstruel varie en effet de trois à huit jours ; la durée moyenne de l'érysipèle étant de quatre à dix jours, on comprend que dans ces circonstances il puisse se faire des coïncidences de temps.

D'ailleurs si nous avons établi une distinction, au point de vue étiologique, entre l'érysipèle cataménial et les autres formes de l'érysipèle, nous avons eu soin d'insister sur ce point, qu'à part son étiologie, cette affection ne diffère en rien de l'érysipèle en général : même marche, même durée, même terminaison. Nous ne ferons donc pas ici la description de cet exanthème, qui peut être considéré comme le type de ce que les auteurs appellent l'érysipèle médical ou spontané de la face, et nous renvoyons, pour cette question, aux divers traités de la pathologie interne où ce sujet est exposé tout au long.

Disons seulement qu'au point de vue du pronostic, tous les auteurs considèrent l'érysipèle de la face comme une affection bénigne. Trousseau, dans une période de quatre années, n'a perdu qu'un malade sur cinquante-sept érysipélateux. Velpeau avait dit : « L'érysipèle n'est pas grave par lui-même, mais bien à cause de ses complications. » Maurice Raynaud admet que dans la majorité des cas la maladie, abandonnée à elle-même, tend à se terminer par la guérison. M. Dieulafoy est encore plus afffirmatif : « L'érysipèle de la face, dit-il, est une maladie extrêmement bénigne, les troubles nerveux et le délire n'ont rien d'inquiétant, et la guérison est la règle. »

Il nous paraît inutile de prolonger ici ces citations, l'érysipèle cataménial comporte le même pronostic bénin, c'est une affection sans gravité et exempte de toute complication. Les auteurs qui ont relaté des observations d'érysipèle cataménial, n'ont pas rapporté un seul cas de mort et, dit M. Godot « la terminaison par la guérison est constante, et malgré les symptômes redoutables qui accompagnèrent quelques-uns de ces érysipèles, aucun cas ne se termina par la mort. Nous considérons cette affection comme dégagée de toute complication. »

La guérison de l'érysipèle cataménial est donc la règle.

TRAITEMENT.

Pas plus que le pronostic, le traitement curatif de l'érysipèle cataménial ne diffère du traitement de l'érysipèle en général, et malheureusement le nombre prodigieux de médications dont on s'est servi contre cette affection rappelle à l'esprit cet aphorisme de Bacon : *Medicamentorum varietas ignorantiæ filia est.* Point n'est besoin ici de passer en revue les nombreux traitements, tant locaux que généraux, qui ont été tour à tour préconisés ; un volume y suffirait à peine et cela n'offrirait aucun intérêt.

Trousseau avoue que la plupart du temps il n'institue pas de traitement et il n'a jamais eu à se plaindre de cette façon d'agir. Pour nous, nous partageons son avis et nous nous contentons de soigner les symptômes : contre l'éréthisme nerveux, par exemple, nous donnons le chloral ou l'opium ; si la maladie se prolonge et prend la forme adynamique, ce qui est l'exception, on aura recours aux toniques, aux excitants ; contre l'hyperthermie, nous employons volontiers le sulfate de quinine et l'alcoolature d'aconit ; mais nous le répétons, cette affection prenant rarement un caractère grave, on se trouve bien la plupart du temps de l'expectation simple, se souvenant du précepte d'Hippocrate : *Bonum aliquando medicamentum est nullum adhibere medicamentum.*

De même pour le traitement local, nous rejetons le vésicatoire, conseillé par Dupuytren, l'onguent mercuriel

(Ricord), le nitrate d'argent (Piorry), le camphre mouillé (Malgaigne), le cautère actuel (baron Larrey), l'essence de térébenthine (Lucke de Berne), les scarifications (Lurott), le collodion (Broca) etc. ; nous conseillons à nos malades des lotions antiseptiques tièdes, avec une solution d'acide borique, par exemple, fréquemment répétées, puis nous faisons saupoudrer les parties malades avec une poudre inerte, telle que l'amidon. Si les douleurs sont vives, on se trouvera bien des fomentations d'eau de sureau boriquée, ou mieux on appliquera une mince couche d'une pommade faite avec un gramme de chlorydrate de cocaïne pour trente grammes de vaseline blanche.

Tout ceci ne représente évidemment que des moyens palliatifs, et nous devons avouer que le traitement spécifique de l'érysipèle est encore à trouver.

« L'antisepsie, dit M. le professeur Trélat (1), ayant une action efficace contre les microbes surajoutés à ceux de l'érysipèle, atténue par cela même les diverses formes de cette maladie, dont nous ne pouvons toutefois nous débarrasser complètement. Cela tient sans doute à ce que l'on n'attaque pas le microbe qui la provoque avec des procédés aussi efficaces que ceux mis en œuvre contre les microbes plus redoutables. »

Mais si le traitement curatif présente encore bien des désidérata, il n'en est pas de même du traitement prophylactique qui a la plus grande importance ; si en effet on ne connaît pas encore un parasiticide suffisant pour débarrasser l'économie une fois infectée par le microbe, on peut

1. *Académie de Médecine*, 1885.

tout au moins empêcher les micro-organismes de pénétrer jusqu'à nos tissus. Tous les praticiens qui admettent la nature infectieuse de l'érysipèle, et c'est aujourd'hui la majorité, s'accordent à prescrire l'isolement des érysipélateux.

« D'ailleurs, dit M. Labbé, quand l'érysipèle sporadique reste fait isolé, c'est qu'il n'existe pas dans un milieu susceptible de devenir foyer, soit à cause des bonnes conditions hygiéniques ou de *l'isolement du malade.* »

Toute femme, sujette au moment de ses règles, aux manifestations cutanées dont nous avons parlé, devra donc éviter avec le plus grand soin le contact d'un érysipélateux. Mais ce serait là une précaution souvent insuffisante pour les femmes ayant déjà été atteintes de l'exanthème une ou plusieurs fois à des époques menstruelles antérieures; car nous avons vu que dans ces cas les malades étaient des autotoxifères se contagionnant elles-mêmes. Nous ne saurions mieux faire que de revenir ici à la savante communication dont nous avons déjà parlé plus haut.

Au lieu, dit M. Verneuil, de renvoyer les érysipélateux de l'hôpital le plus tôt possible et à moitié guéris, on devrait les désinfecter, les purifier, les nettoyer, comme on désinfecte, nettoie, purifie un wagon, un navire contaminé. Non seulement le linge, les vêtements seraient soumis aux pratiques appropriées, mais le corps serait baigné, frotté, débarrassé *a capite ad calcem* de tous les débris épidermiques. Les régions pileuses seraient surtout l'objet d'une attention spéciale, et les téguments pilifères seraient lotionnés minutieusement et itérativement avec les solutions parasiticides.

Si l'érysipèle était parti des régions profondes, de la cavité naso-pharyngienne, par exemple, on chercherait à modifier la muqueuse correspondante par des injections nasales ou par des inhalations capables de détruire le microbe, de modifier les sécrétions, sans altérer la structure et les propriétés de la membrane. Bref, il serait du devoir du médecin de ne remettre l'érysipélateux en circulation qu'avec une patente nette.

Tels sont donc les conseils que nous donnons aux femmes sujettes aux érysipèles à répétition ; et par ces moyens énergiques de désinfection, elles éviteront les récidives et verront disparaître la prétendue périodicité de leur exanthème.

CONCLUSIONS

L'érysipèle cataménial n'est pas une entité morbide.

Toutefois l'épithète de cataménial mérite d'être conservée pour désigner l'érysipèle qui atteint les femmes pendant la période emménique, et dont le microbe pénètre par une vésicule d'herpès, une pustule d'acné occasionnée par l'hémorrhagie utérine ou la poussée congestive qui la remplace.

Cet érysipèle est contagieux.

Certaines femmes qui ont des érysipèles à répétition revenant chaque mois au moment de leurs règles, doivent être considérées comme des autotoxifères et la périodicité apparente de leur exanthème n'est due, en réalité, qu'à une *auto-inoculation*.

L'érysipèle cataménial est une affection bénigne.

Le traitement est entièrement prophylactique et consiste dans l'emploi *larga manu* des moyens antiseptiques.

INDEX BIBLIOGRAPHIQUE

Bourretière. — Etude sur l'érysipèle de la face. Thèse de Paris, 1875.

J. Renaut. — Contribution à l'étude anatomique et clinique de l'érysipèle et des œdèmes de la peau. Paris, 1873.

Baudé. — Traité de l'érysipèle épidémique, 1867.

Hippocrate. — Traduc. Littré, 1841. Vol. III, p. 71.

Travail critique des moyens thérapeutiques employés contre l'érysipèle par le Dr Da Costa Alvarenga. Lisbonne, 1873.

Darlan. — Traitement de l'érysipèle par le collodion. Thèse de Paris, 1880.

Gosselin. — Nouveau dictionnaire de médecine et de chirurgie pratiques. Art. Erysipèle.

Maurice Raynaud. Ibid.

Després. — Traité de l'érysipèle, 1862.

Dupeyrat. — Recherches cliniques expérimentales sur la pathogénie de l'érysipèle. Thèse de Paris, 1881.

Mémoires de la Société médicale d'émulation, huitième année 1816, p. 626.

Journal des connaissances médico-chirurgicales, T. V. p. 8.

Dictionnaire en trente volumes. Paris, 1835. T. XII.

Velpeau. — Cliniques, T. III, p. 385.

Piorry. — Traité de médecine pratique.

Comptes rendus de la Société de biologie, 1870. T. XXII.

Medical Centralblatt, 1868, n° 35.

Archiv. f. exper. Pathol. und Pharmak. Leipzick, 1873, T. 1.

Virchow. — Archiv. 1874. T. LX.

Fehleisen. — Aetiologie des erysipels. Berlin, 1880.

Cornil et Babès. — Des bactéries, Paris, 1885.

Petitjean. — Contribution à l'étude de l'érysipèle. Thèse de Paris, 1885.

Comptes rendus de la Société de chirurgie, 1882, 1885.

Rith. — Essais sur la nature et la contagion de l'érysipèle. Thèse de Paris, 1875.

Lassègue. — Traité des angines.

Trousseau. — Clinique médicale de l'Hôtel-Dieu de Paris. 6e édit. 1882, T. III.

Desault. — Observations sur diverses espèces d'érysipèle. Journal de chirurgie, 1791. Vol. XI.

Frank. J. — Traité de médecine pratique : trad. Gondareau, 1828. Paris, 1842.

Godot. — De l'érysipèle menstruel. Thèse de Paris, 1883.

Ricord. — Onctions mercurielles contre l'érysipèle. *Lancette française*, 1831.

Dupuytren. — Leçons orales de clinique chirurgicale. Paris, 1829. T. VI, p. 128.

Lüders. — Archiv. de Max Schultze. T. III, p. 318, année 1867.

Bulletin de l'Académie de médecine, 1885.

Hoffmann. — *De febre erysipelacea*, 1820.

Jules Simon. — Erysipèle interne du pharynx, du larynx et des bronches. *Gazette des hôpitaux*, 1864, n° 127.

Pujos. — De l'érysipèle épidémique. Thèse de Paris, 1865.

Tissot. — Traité des nerfs et de leurs maladies, 1779.

Pinel. — Nosograghie philosophique.

Renauldin. — Dissertation sur l'érysipèle. Thèse de Paris, 1865.

Lucke (de Berne). — Bulletin de thérapeutique, 15 mai 1869.

Vulpian. — Arch. de physiologie, 1878. T. I, p. 314.

Gubler. — Erysipèle interne. *Gazette médicale*, 1866.

Aubrée. — De l'érysipèle. Thèse de Paris, 1867.

Lepelletier (de la Sarthe). — Différentes espèces d'érysipèles, thèse d'agrégation, Paris, 1836.

Béhier et Hardy. — Traité élémentaire de pathologie interne.

Danlos. — Etude de la menstruation au point de vue de son influence sur les maladies cutanées. Thèse de Paris, 1874.

Hincks Bird. — Nature, statistique et traitement de l'érysipèle. Midland quaterly journal, mars 1857.

Thoinnet. — Erysipèle traumatique par infection. Thèse de Paris, 1860.

Thomas. — De l'érysipèle périodique cataménial. Thèse de Paris, 1875.

Edouard Labbé. — De l'érysipèle. Thèse de Paris, 1858.

Bastian. — Etude sur l'érysipèle. Thèse de Paris, 1875.

Rogez. — Erysipèle, étiologie, traitement et nature. Thèse de Paris, 1860.

Fenestre. — Thèse de Paris, 1861.

Béhier. — Conférences de clinique médicale. Paris, 1864.

Mettenheimer. — Arch. f. Klin. méd., 1868.

Dieulafoy. — Manuel de pathologie interne. Paris, 1884. T. II.

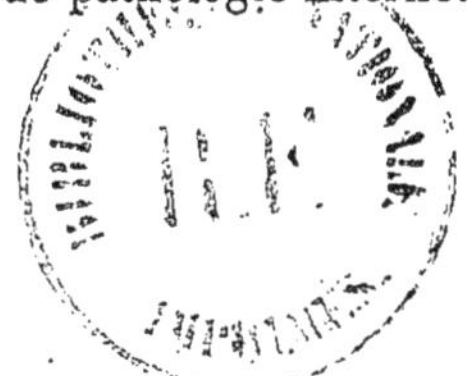

Imprimerie de l'Ouest, A. NÉZAN, Mayenne.

www.ingramcontent.com/pod-product-compliance
Ingram Content Group UK Ltd.
Pitfield, Milton Keynes, MK11 3LW, UK
UKHW020437180726
13839UKWH00004B/1544